# QUELQUES MOTS

SUR LA

# MÉDECINE RATIONNELLE

ET LE

## PARASITISME EN PATHOLOGIE

PAR

LE Dr SAINT-MARTIN DE LAPLAGNE

Auteur des *Lettres à M. Ricord sur la syphilis*

Médecin consultant, à Paris

I. Avis important sur l'EAU MERVEILLEUSE.
II. Réfutation des doctrines de M. Ricord.
III. Lettre à M. Ch. Robin sur le parasitisme, etc.
IV. Des maladies contagieuses en général, etc.
V. Clef rationnelle de la syphiliographie, etc.
VI. Lacune à combler dans la presse médicale.

DEUXIÈME ÉDITION — PRIX : 30 CENT.

PARIS

CHEZ L'AUTEUR, BOULEVART SÉBASTOPOL, 36

(de 1 h. à 3, et de 6 à 7 h.)

1867

# Avis important sur l'EAU MERVEILLEUSE

Le secret tout simple de l'EAU MERVEILLEUSE du docteur G. Saint-Martin de Laplagne, pour avoir ses différentes vertus incontestables, tient à une seule propriete generale, évidente, qui consiste à tuer, detruire, aneantir tous les germes morbides, et mieux, à les empêcher de se produire chez quiconque en fait usage, beaucoup plus encore que son inventeur n'a voulu le dire.

C'est là un fait bien etabli par toutes les discussions qui viennent d'avoir lieu publiquement dans le grand amphitheâtre de la Faculte de medecine de Paris, devant le Congrès medical international de 1867, ou les médecins de toutes les parties du monde ont produit à cet egard une opinion conforme et dûment motivee, destinee a regenerer la medecine au point de vue du parasitisme en pathologie.

La thérapeutique entière va s'inspirer de cette grande idée que le docteur Saint Martin de Laplagne a le premier etendue des affections cutanees, dans lesquelles la démonstration s'en etait faite, à toutes les maladies contagieuses, puis aux affections hereditaires ou constitutionnelles, ainsi qu'il resulte des travaux consignes ou mentionnes dans cette brochure.

Essentiellement parasiticide, l'EAU MERVEILLEUSE atteint les germes morbides, non-seulement à la bouche, dans la chevelure et sur la peau ou autres surfaces accessibles, au moyen d'un contact immédiat, mais elle poursuit encore ces germes *interieurement* à la dose moyenne indiquée, et penètre ainsi dans les voies digestives et dans la poitrine qu'elle purifie au passage ou met a l'abri de tous les miasmes epidemiques, notamment de ceux du choléra.

Les plus grandes discussions du Congrès médical international ont roule sur *la tuberculose* ou phthysie pulmonaire, contre laquelle (après avoir fletri le *fer*, *l'iode* et le *soufre*) on a propose les vapeurs de chaux comme ayant eu des succès inesperes a titre de caustique ou desinfectant, — et sur les *plaies* qu'on s'efforce depuis longtemps de soustraire à l'action de l'air, si propre à y developper les germes morbides qui naissent des fluides organiques alteres dans leur essence ou leur vitalite.

Le prix d'honneur du Congrès a ete decerne au docteur Bourgade, qui a proposé dans ce but le perchlorure de fer etendu d'eau, c'est-a-dire encore un moyen de prevenir l'infection, ce qui consacre une fois de plus la propriete manifeste des parasiticides produisant des effets analogues, en tête desquels se placent les principes combines dans l'EAU MERVEILLEUSE.

Outre ses vertus manifestes indiquees sur la circulaire, l'EAU MERVEILLEUSE (egalement propre à desinfecter l'air et les plaies) a, sur les vapeurs de chaux, comme preservatif des poumons, l'avantage de n'être melangee d'aucune espèce de poussière et de prevenir en tout le mal au lieu d'avoir a le guerir.

# RÉFUTATION DES DOCTRINES DE M. RICORD

*À MM. les Membres du Congrès médical international de Paris*

Messieurs,

J'ai eu l'honneur de vous faire distribuer, au commencement de ce Congrès, mon exposé de principes sur le *rationalisme en médecine* et sur la *doctrine parasitaire*, c'est-à-dire sur l'intervention dans les maladies des *germes, miasmes, ferments ou virus*, dont chaque lecture ou discussion a constaté, dans cette enceinte, l'importance capitale en thérapeutique et surtout en pathologie rationnelle.

J'aurais donc eu beaucoup de choses à vous dire sur tous les points en litige, notamment sur le *choléra*, la *syphilis* et la *syphilisation*, qui, avec les affections de la peau, font spécialement l'objet de mes études. Mais je m'occupe particulièrement des causes et de la nature des maladies, sans lesquelles causes et nature je ne conçois ni le traitement ni la prophylaxie de ces affections, que l'on ne prévient ni ne guérit, suivant moi, jusqu'à présent.

Or, Messieurs, aucune de ces questions n'était à l'ordre du jour, pas même celle de la syphilis, sous le rapport de son traitement et de la préservation individuelle, dont l'ensemble résume cependant un intérêt considérable et formerait un appoint nécessaire aux mesures de sécurité générale pour lesquelles on me semble accorder beaucoup trop à l'arbitraire, dont on abuse généralement, même avec les meilleures intentions du monde.

Je tenais seulement à constater cette lacune importante de notre programme, déjà signalée par notre savant confrère M. Delasiauve, et vivement regrettée par un certain nombre de nos collègues, en relevant moi même ce qui suit :

1° Entre autres orateurs, — partageant tout à fait mes doctrines, — l'honorable M. Mougeot a démontré la possibilité de la préservation personnelle, qui me semble à moi-même complète et très-facile à l'aide des moyens les plus simples, tels qu'une eau parasiticide composée scientifiquement, et, pour la seconder chez l'homme, une goutte d'huile à principe analogue.

2° Maintenue dans l'ornière d'un empirisme que je réprouve hautement et qui seul (outre les remèdes secrets, absurdes ou dangereux, *bols*, *robs*, *sirops mercuriels*, *injections*, etc.) a créé les médicastres de toute espèce, depuis les commères jusqu'aux magnétiseurs et à leurs compères, aux faux docteurs blancs ou noirs, à l'illuminé Jacob, — la discussion incidente sur le traitement de la syphilis a été étouffée par une violente intervention du bureau qui n'était point faite pour attirer d'autres jouteurs.

3° Aussi a-t elle prouvé seulement, — avec la rareté des bons effets, *non sans mélange*, de la syphilisation dans la thérapeutique des cas désespérés dus au *mercure* et aux *cautérisations*, — l'évidente absurdité de la syphilisation elle-même à titre de prophylaxie. Il en résulte que, si, au lieu de la renier lui-même, en renvoyant ses exagérations à M. Ricord, il la proposait aujourd'hui (dans cette enceinte, notre consciencieux et docte confrère, l'honorable M. Ausias Turenne se verrait abandonné de tous, sans excepter ses amis personnels, et ne voudrait même pas dire après un grand poëte : *Moi*, *moi seul*, *et c'est assez.*

4° Basé de même sur le simple empirisme, l'usage du mercure ne soutient pas un examen sérieux et n'a pour lui, — malgré le talent un peu surfait et les convictions ébranlées de notre confrère M. Ricord, — ni les faits qui sont contredits par dix autres faits pour un, ni les observations contestées également de toutes parts et dans tous les pays civilisés, encore moins l'expérimentation impossible dans l'espèce, puisqu'elle a échoué entre des mains réputées si habiles : on n'emploie désormais ce terrible mercure que par suite d'une triste habitude et faute de savoir, de connaître autre chose.

—En ce qui me concerne, Messieurs, si j'ose mettre ici mon opinion bien arrêtée dans la balance, je place, aussitôt après l'énormité de la syphilisation préventive, l'impossibilité manifeste de la guérison de la syphilis par le mercure, aidé ou non par le nitrate d'argent (qui brûle *à volonté*, mais ne guérit non plus personne) et surtout par les sels préférés de M. Ricord; je veux parler des sels mercuriels dans lesquels entre l'iode dénoncé, avec raison, ici même, par notre savant et judicieux confrère, M. Marchal (de Calvi), qui le range, avec le fer et le soufre, parmi les médications aptes au développement de la phthysie pulmonaire.

Tous ces mercuriaux ont infiniment mieux fait leurs mauvaises preuves que les bonnes, et les méfaits en sont beaucoup mieux établis que les vertus si douteuses, sort qui leur est commun avec la syphilisation. C'est pourquoi, je le répéterai sans cesse,— EN CONTRADICTION FORMELLE AVEC L'HONORABLE M. RICORD, — je ne crains pas d'affirmer hautement (et je le prouverai quand on voudra) que le mercure ne guérit pas du tout, qu'il n'a même jamais guéri la syphilis radicalement (et M. Ricord le sait aussi très-bien) (1).

(1) Oui, M Ricord le croit lui-même, puisqu'il demande, depuis tant d'annees, à voir un sujet évidemment gueri, c'est-à-dire susceptible de contracter à nouveau la syphilis Mais je puis lui apprendre qu'il fait encore ici fausse route, et que la guérison n'aurait aucun besoin pour se justifier d'une recidive dont se passe très-bien celle de la variole. Dans ces deux cas, comme dans toutes les maladies infectieuses, la recidive n'est possible que par la reconstitution des elements organiques detruits par le parasitisme interne, ou, ce qui est la même chose, transformes en germes quelconques, dont il peut rester très-longtemps un assez grand nombre dans l'economie pour empêcher le retour complet a l'etat normal

S'il y a quelques recidives après les maladies aigues du même genre, cela tient a cet etat aigu dont l'evolution est plus prompte et la resolution spontanee plus complète, tandis que la syphilis poursuit son cours avec une lenteur desesperante, lorsque surtout sa marche naturelle est enrayee par le mercure. La presence de celui ci dans le corps humain est une cause de stagnation et d'obstruction de plus, après qu'il a fait rentrer les syphilides ou plaques muqueuses par son action delayante, car le mercure ne fait pas autre chose, et M. Ricord avoue lui-même ignorer son action aussi bien que la nature de la syphilis, ce qui revient à dire qu'il peut en juger au fond comme un aveugle des couleurs.

Aussi le savant M Ricord ni aucun de ses elèves n'ont jamais su dire ce que font ou produisent leurs traitements chez l'homme, et sont ils par suite exposes à traiter indefiniment des malheureux atteints de symptômes primitifs juges infectants; en effet, dans ces cas, l'infection demeure incertaine; elle n'a jamais existe, suivant moi, chez certains individus que j'ai traites après eux et qui m'ont paru n'avoir ete atteinte que d'accidents mercuriels interminables, sans que ce traitement, aussi premature qu'inopportun, ait nullement pu (ils le reconnaissent eux-mêmes) faire avorter les accidents secondaires restes absents dans l'espèce.

Il faudrait donc, dans ces infections presumees, non point empêcher ou arrêter l'evolution de ces eruptions critiques, toujours salutaires (on le voit par le bubon suppurant après lequel l'infection n'est plus à craindre), mais bien en favoriser et au

J'ajoute qu'il ne peut point la guérir aux yeux de quiconque, s'en demandant la cause et la nature, y a compris quelque chose et en a bien observé la marche invariable, — à commencer par les éruptions critiques (*résultat naturel des efforts de la nature dans toutes les infections du sang*) si improprement nommées dans l'espèce *accidents secondaires* et si malencontreusement traités comme tels par les mercuriaux de toute espèce (1).

Voilà, Messieurs, ce que j'aurais voulu démontrer et discuter courtoisement avec M. Ricord devant cette grande assemblée, si toutes ces questions avaient été posées dans le programme, ou si je n'avais pas craint de vous prendre un temps sans doute mieux employé qu'à m'entendre. Mais, pour tout concilier, je vais essayer de le faire dans mon nouveau travail sur le trai-

besoin en provoquer, en temps opportun, le developpement, indispensable alors (sous peine d'infection generale de plus en plus profonde) a la surface externe, emonctoire naturel du corps humain, en choisissant les points caches et les moins incommodes : c'est le seul moyen de faire sortir ce loup du bois, au lieu de l'*enfermer dans la bergerie*.

(1) Il est vraiment incroyable que les medecins aient pu inventer, adopter, pratiquer le traitement de la syphilis par le mercure, et ne pas reculer devant ses tristes effets, devant ses resultats funestes, aussi evidents qu'ils etaient inévitables Comment! il est avere que toutes les eruptions spontanees, provenant de causes internes, sont des crises heureuses, des eliminations morbides, et vous n'avez qu'un seul souci, *celui du moment*, — empêcher les eruptions syphilitiques traduisant l'infection sanguine et la resolvant toute seule en moins de temps que le mercure : mieux vaudrait donc, s'il n'y avait autre chose a faire, se croiser les bras comme MM les homœopathes.

Prevenez, si cela vous est possible, cette infection consecutive à celle de la lymphe, à la bonne heure, sinon, observez les procedes de la nature, et contentez vous de preserver des symptômes secondaires les endroits apparents du corps, tels que les mains, le cou, la figure, la bouche, la gorge et autres muqueuses ; mais gardez-vous bien de faire *prematurement* table rase à la peau au detriment prochain et si prolonge de tout l'organisme, si tant est qu'il y ait un terme a ce fleau desorganisateur que vous ne craignez pas de faire rentrer dans le corps humain pour en devorer la substance Alors, dites-vous, le malade est a l'abri d'une nouvelle syphilis ; oui, sans doute, comme on l'est des maux de dents... quand il n'en reste plus une seule.

M. Ricord, je le lui demande, connait-il une autre affection dans laquelle on supprime ou seulement on contrarie un abcès critique, une eruption quelconque eliminatrice? Oserait-il agir de même à l'egard de la *variole*, de la *rougeole*, de la *scarla*

tement radical de la syphilis et sur sa prophylaxie rationnelle, dont les effets seraient immanquables sur l'extinction de ce fléau redoutable entre tous et dont j'offrirais les éléments au Congrès médical international, s'il lui était permis de m'écouter à cette heure.

Puisqu'il en est autrement, — en présence de l'opposition arbitraire de M. le président Bouillaud, comme ami sans aucun doute de son collègue M. Ricord, — j'enverrai ce prochain travail à tous nos confrères étrangers qui me donneront leurs adresses, et je le mettrai à la disposition des médecins français qui voudront bien m'en témoigner le désir (1).

Dr G. DE SAINT-MARTIN DE LAPLAGNE.

*tine*, de l'*érysipèle*, ou sait il une raison indiquant une autre conduite à tenir en fait de maladies contagieuses et d'éruption secondaire? Peut il dire qu'il s'en soit bien trouvé lui-même, alors qu'il est toujours en quête de son premier cas de guérison manifeste par la récidive?

Or ce phénix sera toujours bien difficile, pour ne pas dire impossible à rencontrer par M. Ricord, puisqu'il avoue n'avoir pu ni reconnaître la nature du mal, dont il n'a point l'idée, ni trouver son siège qu'il suppose exister dans le sang seul, tandis que la source en est réellement dans le système lymphatique dont le fluide, c'est-à-dire la lymphe, ne va que secondairement infecter le sang d'une manière *invariable* et nullement *accidentelle*. Le contraire est vainement soutenu par M. Ricord, lequel, sous le nom d'*accidents secondaires*, confond encore cette affection tout interne avec ses symptômes extérieurs qui lui font lâcher la proie pour l'ombre, ce qui est beaucoup plus dangereux ici que de prendre le Pirée pour un homme.

(1) Y a-t-il donc lieu de s'étonner que, nageant en plein empirisme de son propre aveu, M. Ricord ne soit encore parvenu qu'à doubler la vérole d'un mercurialisme non moins délétère, et à se faire le champion acharné d'une méthode absurde qui est, non-seulement la terreur des malades, qu'elle accable d'infirmités, mais encore la honte de la médecine dont elle semble démontrer l'impuissance?

Autrefois, on voyait des cadavres charriés par la Seine avec cette inscription sur la poitrine : *Laissez passer la justice du roi*, et l'on entend aujourd'hui certains hommes dire que la vérole doit subsister comme une crainte salutaire ou la punition de gens plus malheureux que coupables : ce dernier but n'est que trop rempli par l'absence de tout moyen préservatif et par le traitement mercuriel qui laisse passer ce qu'on pourrait nommer ici *la justice de Dieu*.

Mais ce n'est là qu'une fausse doctrine, un système funeste à changer, et nous indiquons, avec les causes et la nature du mal, ses préservatifs et son traitement rationnel. (Voir pages 12 et 28.)

Lettre à M. le professeur Ch Robin sur le PARASITISME (*germes* ou *ferments*), la CONTAGION, les AFFECTIONS dites VIRULENTES, sur les DIATHÈSES et la GÉNÉTATION SPONTANÉE.

Monsieur et honoré Maître,

La médecine rationnelle « *dont l'étude est*, dites-vous avec raison, *entièrement à refaire d'après les données nouvelles*, » tend évidemment de plus en plus, tant en France qu'à l'étranger, vers l'admission et les conséquences de la pathologie animée qui a depuis longtemps préoccupé la science à si juste titre, et vous êtes un des premiers parmi les savants dont les remarquables travaux sont de nature à résoudre ces questions importantes à divers points de vue pour la chimie, l'hygiène et la thérapeutique.

J'avais moi même, il y a cinq ans, envisagé un des côtés de la question dans une première ébauche sur les *maladies contagieuses*, soumise à l'Institut et à l'Académie de médecine, que ce dernier corps savant renvoya à votre haute appréciation et où j'étendais à toutes les affections dites virulentes le principe de la germination démontré par M. Bazin, relativement aux dartres parasitaires.

Dans votre conscience, — sans approfondir ce que mes théories pouvaient avoir de conforme aux faits, à la thérapeutique, aux lois de la physiologie, — vous avez jugé qu'elles ne devaient être admises ni même examinées par l'Académie de médecine, sans une démonstration *préalable* basée sur des expériences susceptibles d'une vérification rigoureuse.

Mais vous n'aviez sans doute pas prévu qu'admis par le département de la Guerre à en faire la démonstration pratique, *expérimentale* (au moyen de simples mesures *hygiéniques* ayant pour but de détruire radicalement la syphilis dans l'armée, et pour lesquelles, sans rien demander ni avant, ni pendant, ni après, je me soumettais au contrôle de l'intendance et des officiers de santé militaires), je serais arrêté par l'opposition du conseil de santé supérieur alléguant *à son tour* que, pour tout essai de ce genre, il fallait l'approbation *préalable* aussi de l'Académie impériale de médecine.

Inutile de vous signaler plus amplement ce cercle vicieux incroyable, si contraire à toute espèce de progrès; mais il n'est pas hors de propos d'ajouter que la principale objection de ces grands médecins fut qu'il y aurait peut-être quelques dangers à employer, en simples lotions externes, une eau que chacun d'eux avait fait boire mille fois à ses malades sans concevoir la moindre inquiétude.

Ai-je besoin, Monsieur et honoré Confrère, de vous rappeler que ma théorie consistait à rapprocher la contagion syphilitique de celle des dartres parasitaires, les seules reconnues contagieuses, et à conclure par analogie, par inductions générales et par la véritable action curative, — *morborum naturam curationes ostendunt*, — que la syphilis était aussi due tout entière à un parasitisme (germe ou ferment), soit externe et local, soit interne et infectieux.

« Rien, disais-je, ne pousse et ne se propage dans la nature sans un germe quelconque, et les ferments eux mêmes sont déjà regardés comme des êtres vivants qui se multiplient, en dissociant les substances organiques et en absorbant une partie de leurs principes, y compris celui de la vitalité qui joue son rôle dans tout organisme : les *virus*, considérés en eux-mêmes, sont des mots vides de sens inventés par l'empirisme aux abois. »

Et j'exposais de mon mieux, trop longuement peut-être, les diverses raisons qui militaient en faveur de ce système, sans pouvoir, *faute de moyens*, l'appuyer de preuves expérimentales, mais sachant bien aussi que toute hypothèse est plausible, digne surtout de l'attention des savants, chaque fois qu'elle est dans la possibilité des choses, rend compte des faits établis et n'est contredite par aucune opinion démontrée.

C'était, tout d'abord, l'analogie que j'invoquais entre les seules dartres contagieuses ou parasitaires et les affections syphilitiques également contagieuses et dès lors aussi parasitaires, c'est à dire dues suivant moi à des germes ou ferments, susceptibles de reproduction, dont on a commencé par nier l'existence, à moins de les voir ou de les toucher de la main, et que chacun connaîtra bientôt, si j'en juge par certain rédacteur d'un grand journal de médecine qui s'en moquait il y a deux ans à peine, et qui, l'an passé, m'en parlait comme d'une chose déjà connue, du moins en Angleterre : d'autres invoquent M. Raspail, savant chimiste à coup sûr, mais qui n'a jamais rien dit de semblable, et dont aucun médecin instruit ne saurait lire les bizarres théories pathologiques en contradiction formelle avec toutes les données de la physiologie.

D'autres inductions peuvent encore se tirer par analogie du rôle avéré de tous les germes existant dans la nature, de leur intervention nécessaire à la production *directe* ou *indirecte* de tous les êtres vivants, des modes variés de germination, de reproduction, — auxquels on assignerait difficilement une limite infranchissable, — et relativement à l'infection, comme à ses suites naturelles, de tout ce qui se passe dans les fermentations, reconnues aujourd'hui pour être d'ordre vital, animé, dans leurs agents au moins.

— Or, Monsieur et honoré Confrère, si j'ajoute à ces deux ordres de preuves celle de l'action médicamenteuse et des effets thérapeutiques, s'il est évident que tous les moyens réellement efficaces, dirigés même empiriquement contre les maladies contagieuses, sont essentiellement destructeurs ou parasiticides (jusqu'à ce que l'épuisement du sujet et les altérations ou cachexies consécutives viennent indiquer les toniques, les altérants et les reconstituants), n'ai-je point le droit de dire qu'ils ne s'adressent point aux malades eux-mêmes, mais aux causes, à la nature des maladies, et de répéter avec les anciens, avec nos premiers maîtres : *Morborum naturam curationes ostendunt ?*

N'est-ce pas, en raisonnant de même, que vous avez dit également, à propos des altérations primitives que vous assignez à bon droit au choléra morbus : « Ce « sont là autant de lésions qui, pour être moléculaires, « — pour n'être visibles ni à l'œil nu ni au micros« cope, — pour n'être saisissables qu'à l'aide de la ba« lance et *mieux encore* de l'expérimentation sur les « animaux *qui en sont les réactifs*, — ce sont là, dites« vous encore avec raison, *des lésions qui n'en sont « pas moins réelles.* »

Eh bien ! le parasitisme a son réactif et ses preuves dans l'individu qui le porte, dans sa propagation sur le sujet lui-même et sur autrui, dans l'infection générale et les altérations successives qui en suivent la pénétration dans l'organisme, dans la guérison résultant de l'emploi des parasiticides dont on ne saurait autrement expliquer les effets curatifs, puisqu'il faut, en dehors de cela, se bercer de vaines chimères, inventer des mythes incompréhensibles qui ne disent rien à l'esprit, que désavoue le sens commun et qui ont toujours fait de pareils systèmes la risée de tous les philosophes. Comment donc, même à notre époque de progrès, existe-il encore des médecins qui adoptent eux-mêmes, pour seule et unique règle, l'insulte trop méritée, le *quia est in eo vis dormitiva* de Molière?

C'est surtout dans votre méthode que consiste la supériorité de vos doctrines sur celles qui les ont précédées. Vous allez droit au but, au fond des choses, et vos résultats seraient des vérités mathématiques, des faits positifs et complets de physique ou de chimie, si cette dernière science pouvait aussi comprendre la vitalité des éléments, des tissus, des rouages et des appareils organiques. Mais là est, permettez-moi de le dire, là existe une grande lacune, là est votre pierre d'achoppement, là est le ressort qui manque à vos conceptions, et, s'il n'y a point lieu de vous le reprocher, on ne doit pas craindre d'en faire la remarque et d'y suppléer autant que possible.

D'une part, esprit exact avant tout, homme de science positive, vous ne sauriez vous livrer à une imagination qui pourrait vous égarer et compromettre ce qui doit rester certain aux yeux de tous. D'autre part, la science a besoin, pour marcher, pour atteindre son but, d'être complète et d'embrasser toutes ses faces, même, s'il le faut, au moyen d'hypothèses que la raison doit souvent contenir ou réprimer, mais que le progrès comporte, réclame même quelquefois, sous la seule condition, ai je dit, de rendre compte des faits acquis et de ne contredire aucune vérité bien établie.

— Ayant peu fait encore, Monsieur et honoré Confrère, je ne puis que vous renvoyer à mes *lettres sur la syphilis* dont j'ai eu l'honneur de vous adresser un exemplaire, et sur lesquelles votre amour de la science vous aura sans doute fait jeter les yeux. Vous y aurez lu ma théorie de la blennhorragie *dite* virulente, que j'appellerais volontiers la *teigne des muqueuses*, parce qu'elle est aussi due à une espèce de cryptogames, — et sur les chancres également dus à des parasites enracinés, *germes* ou *ferments* (êtres distincts ou cellules à part, n'importe) que leur action germinative reste entièrement locale ou que, véritables ferments, ils aillent infecter d'abord le système lymphatique, dont la résistance vitale est moins grande — puis le fluide sanguin et tout l'organisme au moyen de la circulation. Je passe mes observations et mes critiques relatives aux divers traitements, même empiriques, lesquels viennent témoigner en faveur de mon système, en ce qu'ils sont tous délayants, destructeurs ou parasiticides.

Mais, je ne me suis point arrêté là dans mes théories. Après avoir distingué, le premier, je crois, — l'action des miasmes ou des ferments sur le sang, la lymphe et le fluide nerveux, j'ai généralisé mes idées de parasitisme ou de fermentations diverses à toutes les affections contagieuses ou épidémiques, appelant *contagieuse* la propagation sous toutes ses formes, par contact, à distance, par les *circumfusa*, par l'air libre ou confiné; j'y ajouterai volontiers tout ce qui est héréditaire, comme une conséquence légitime, sans me préoccuper des limites extrêmes qu'il faut attribuer aux germes d'êtres eux-mêmes microscopiques (1).

Quand on songe à ce que sont les spermatozoaires par rapport au bœuf, au cheval, au chameau, à l'éléphant, dont ils contiennent tous les éléments sans exception, il y a lieu de se demander ce que doit être le germe d'un ciron, d'un *acarus*, et si l'on se rappelle que l'existence de ce dernier était encore mise en doute par MM. Bouillaud et Rayer, il y a trente ans à peine, on avouera facilement qu'il y aurait alors eu de l'indiscrétion à vouloir tout contrôler *de visu*.

Depuis cette époque, l'acarus, qu'on trouve maintenant sans peine et qu'on voit à l'œil nu, est passé à l'état de colosse entre les infiniments petits, et nul ne sait où s'arrêtera le progrès. Non-seulement la peau et les muqueuses ont leurs parasites, mais le sang lui-

(1) Voir les publications suivantes du même auteur.

1° Lettres a MM. Ricord et Langlebert sur la syphilis (*chancres* et *blennorrhagies*), 1 vol. in 12 de 148 pages. — 1 franc.

2° Considerations theoriques et pratiques *sur les virus sanguins, lymphatiques et nerveux* : extraits de *la France médicale* des 9, 12 et 16 mars 1864. 25 centimes.

3° Le Cholera, cause, nature, preservation et traitement au point de vue rationnel, conduite a tenir au cas d'epidemie, formulaire au cas d'indisposition. (Nouvelle doctrine soumise à l'Académie de médecine et renvoyée à la commission du Legs Breant.) 50 centimes.

4° Comptes rendus de l'ouvrage de M. Ch. Robin *sur les végétaux parasites qui croissent sur l'homme et sur les animaux vivants*. (*Gazette des Hôpitaux* du 29 juillet 1864 )

5° Et de l'ouvrage du docteur Jules Lemaire sur l'acide phénique et son action sur les *végetaux*, les *animaux*, les *ferments*, les *virus*, les *miasmes*, les *venins*, etc., etc. (*Ibidem*, 14 juin 1864.)

même a les siens, tous naguère imperceptibles, et le jour approche où ces petits artisans de l'organisme se multiplieront à l'infini, chargés évidemment d'une besogne qui a l'air de se faire toute seule aujourd'hui : les bornes du prodige ont déjà tellement reculé que le génie de l'homme semble devoir étendre indéfiniment son domaine et dévoiler encore beaucoup de mystères dans l'ordre scientifique.

— Quoi qu'il en soit de ces explications, Monsieur et honoré Confrère, après les maladies contagieuses, après celles par infection communiquée, voici les affections héréditaires, également transmises, qui sont aussi taxées avec démonstration de prétendue virulence, c'est-à-dire attribuées à des ferments dont les germes, ou mieux les éléments, auraient pu se transmettre avec ceux de la fécondation. Or cela n'a encore rien que de conforme aux déductions de mes idées sur la contagion, sur l'infection générale et sur les générations spontanées, idées qui se lient intimement entre elles et conduisent à l'explication des virus, des diathèses et des cachexies de toute espèce (1).

C'est pourquoi j'ai soumis naguère à l'Académie des sciences une théorie nouvelle, expliquant les générations spontanées, différente de celles de MM. Pasteur et Pouchet, et consistant dans la réunion, — pour former, sur les confins des deux règnes, certains êtres vivants mais infiniment petits, de matières organisées, déprimées ou devenues libres, et d'un principe vital faisant partie de l'air libre ou combiné. Mon système est d'une part que la vie ne saurait ici naître de rien ou de substances inertes et mortes ; d'autre part, que des germes si variés, se succédant tour à tour dans une même solution, ne peuvent avoir une seule et même origine.

D'après ce système ou cette hypothèse, si l'on veut, que j'oppose aux autres systèmes également hypothétiques, il y aurait dans l'air un élément vital ou mieux, pour simplifier comme la nature, un fluide électrique, susceptible de se modifier par son absorption dans les organismes ou par ses combinaisons avec la

(1) Je m'explique aussi bien de la sorte votre catalyse isomérique, attendu que le parasitisme n'etant, en resume, qu'une transformation de la matière organisee, tous ses elements doivent a coup sûr se retrouver dans les analyses chimiques, à part le principe de la vie qui leur echappe.

matière organique, animale ou végétale, et c'est exclusivement dans l'atmosphère ou dans les substances organisées que tous les êtres vivants le puiseraient pour se l'assimiler sans en créer eux-mêmes un atome : les centres nerveux et les fluides organiques en seraient tout simplement les réservoirs et les dispensateurs.

Qu'y aurait il donc d'impossible à ce qu'il se formât d'emblée, suivant des lois fixes adéquates aux autres lois naturelles, des organismes infiniment petits, au moyen *de ce principe vital*, de *matières albuminoïdes*, de *chaleur* et d'*humidité*, conditions déjà nécessaires de toute fermentation vitale, de toute vitalité pour ainsi dire? Cela serait-il plus extraordinaire que la grande diversité des êtres vivants, que le développement ou l'entretien de tous les organismes, que leurs phénomènes d'assimilation et de désassimilation, que la formation de cellules spéciales si différentes, que l'organisation ou le fonctionnement de chaque sens, de chaque organe, de chaque appareil?

Si cela ne s'explique pas, ne se voit point, aperçoit-on mieux, comprend-on d'avantage les faits incontestables qui précèdent, et se rend on un compte plus satisfaisant des phénomènes physiques, des combinaisons chimiques, d'où naissent les corps simples ou composés? On connaît ces derniers, on sait les lois suivant lesquelles ils se forment; mais cette formation elle-même échappe à nos sens dans son mécanisme, et les produits n'en sont pas moins admis, avérés, incontestables (1).

— Ne repoussons donc pas *à priori* toutes les hypothèses, sans mûr examen surtout, Monsieur et honoré Confrère, et ne nous montrons pas si susceptibles, si rigoureux, en présence des immenses lacunes à combler, là ou l'observation et les expériences n'ont encore rien produit de certain, de positif, de satisfaisant. Voyez plutôt où cette dernière méthode si vantée nous a conduits, en médecine au moins, là où, d'après vous-même, tout est à refaire, où les erreurs, les inepties, les absurdités s'accumulent, ou les commérages et les chimères homœopathiques luttent sans peine avec

(1) Je laisse de côté l'âme et les causes premières comme étrangères à la medecine et faisant partie d'un autre ordre de connaissances, dont la malencontreuse intervention nous diviserait encore plus.

l'empirisme et trop souvent avec succès. Dites ce qu'a produit cet empirisme, où l'ignorance des causes de la maladie le dispute à celle des prétendus remèdes, de leur action physiologique, de leurs effets curatifs plus ou moins imaginaires, où le grand art consiste d'abord à reconnaître le mal, puis à constater les dégâts, et rien, de plus, — ce qui est loin d'être assez pour les malades.

Prenons toutes les maladies organiques les unes après les autres, et cherchons ce qu'a gagné leur thérapeutique aux grandes inventions modernes, faites en dehors de leurs causes et des moyens de les prévenir ou d'y remédier, qui ont immortalisé les noms de leurs ingénieux auteurs. Quel a été, sous ce rapport, le contingent de l'*auscultation*, du *plessimétrisme*, des instruments *endoscopiques*, celui de l'*anatomie normale*, de l'*anatomie comparée*, de l'*anatomie pathologique* elle-même, dont je ne saurais nier l'utilité, mais dont je ne crains pas, les faits sous les yeux, de proclamer l'insuffisance, jusqu'au jour prochain où la médecine sera devenue rationnelle, tout en restant dans ses propres limites, *observation*, *expérience* et *synthèse?*

Je ne mentionne que pour quelques sceptiques outrés l'extrême utilité, si ce n'est la nécessité absolue de connaître en médecine la cause et la nature des maladies. Ce serait vous faire injure que de vous demander, à vous, s'il peut être indifférent au praticien de savoir qu'il a sous les yeux une affection parasitaire externe, ou une maladie infectieuse exigeant un traitement général et plus complexe. Témoins la gale, les teignes, les dartres parasitaires, les affections vénériennes infectieuses ou non, la syphilis surtout où il importe tant de savoir à quoi l'on a affaire, ce que fait et ce que peut réellement la thérapeutique, notamment au point de vue du mercure qui, repoussé depuis longtemps par les malades, est soutenu par quelques médecins, abandonné, condamné par d'autres, tandis que la plupart hésitent ou doutent. Et là même où la médecine a le moins de pouvoir, dans le choléra foudroyant, dans la syphilis chronique, est-il moins utile d'en connaître les causes pour les combattre dans un immense intérêt de préservation, d'hygiène publique ou privée?

Tant que nous n'aurons pas découvert ou deviné les causes du mal et compris les moyens de les prévenir, d'en arrêter ou d'en réparer les effets, tandis surtout que le raisonnement sera proscrit de la médecine comme une utopie, les matériaux péniblement amassés resteront eux mêmes sans base aucune, ne serviront d'appui à rien de solide, et ne pourront qu'élever un peu plus haut la tour de Babel actuelle.

Entre tous prenez un exemple fameux, l'école du Midi et son illustre chef, et dites ce qu'il reste de l'un on de l'autre, dites ce qu'il en est de leur virus unique ou multiple, de leurs panacées mercurielles dont les médecins ne veulent pas plus aujourd'hui que les malades, dites s'il n'est pas temps de se demander enfin en quoi peut consister ce Prothée qu'on nomme la *syphilis* et quelle peut être l'action de ses prétendus spécifiques, non moins dangereux que le mal (1).

Voyez encore, parmi les typhus, le choléra dont, après cent mille morts, la cause est toujours un mystère, la thérapeutique un problème, la contagion un débat sans issue, et, jugeant la méthode par ses fruits, osez dire que le temps des recherches et des méditations est passé pour ne plus revenir. Décidez si tout est dans les faits, dans l'observation, dans la clinique, en un mot, si l'esprit n'a rien à y voir, à y chercher de plus qu'il ne l'a fait jusqu'à ce jour, si la raison et les rapports des choses sont, en médecine, autant de choses indifférentes, — s'il faut encourager les penseurs en discutant leurs théories rationnelles, ou si, dans leur aveuglement, les empiriques devront toujours se borner à en rire?

D[r] DE LAPLAGNE.

(1) Après avoir critique vivement, mais avec convenance, les doctrines du premier des syphiliographes modernes. je formule à mon tour d'autres principes, tant sur le cholera que sur les affections veneriennes, et tout en provoquant la discussion, à défaut du maître, j'appelle moi-même tous ses eleves à le venger : j'appelle aussi la critique de tous les journaux de medecine auxquels je m'engage à répondre.

## ÉTUDE, PHYSIOLOGIQUE ET PATHOLOGIQUE, SUR LES AFFECTIONS CONTAGIEUSES EN GÉNÉRAL ET LES MALADIES INFECTO-CONTAGIEUSES EN PARTICULIER.

I. — Dans mes articles sur les *virus sanguins, lymphatiques* et *nerveux*, publiés il y a trois ans dans la *France médicale*, — recherchant l'origine de la variole chez le cheval et la vache, desquels je présumais qu'elle nous était venue, — j'en attribuais la première cause aux grains avariés et aux foins échauffés dont ces animaux avaient dû être nourris et surtout respirer les émanations miasmatiques. Ces effluves végétaux, animalisés par leur trajet dans les corps organisés, nous avaient, disais je, communiqué la variole par les voies respiratoires, produisant ainsi directement, dans le sang humain, une infection dont l'éruption varioleuse est tout simplement l'évacuation critique.

Puis, comme tous les produits localisés et puriformes des maladies infectieuses, — la variole, affection mixte, miasmatique et virulente, était devenue inoculable et, par suite, susceptible d'être prévenue dans ses formes graves par le travail analogue et l'épuisement que détermine dans l'organisme une infection plus bénigne, émanant de certains animaux et produite par inoculation externe, — inoculation qui prive notre sang, pour un temps variable, des éléments nécessaires à la reproduction des germes ou ferments de même espèce dans le même fluide organique (1).

C'est ainsi que je classai la variole parmi les maladies infecto-contagieuses du sang chez l'homme, tandis que j'en séparais la *syphilis*, maladie du système lymphatique avant d'infecter *secondairement* le sang humain, et surtout la *rage*, autre maladie contagieuse, dont la cause, plus subtile encore, paraît s'insinuer et résider dans le système nerveux, pour se développer

(1) Les syphilisateurs, au contraire, agissent *préventivement* ur un autre système que celui primitivement infecte dont ils ne e sont jamais enquis, c'est-à-dire sur le sang qui, dans la syhilis, n'est altéré que secondairement, comme il resulte de la rdivite des *prétendus* accidents secondaires.

sous des conditions particulières dans un laps de temps plus ou moins long.

D'autre part, je distinguais avec soin les différents modes de contagion qu'on a eu le tort immense de confondre : *absorption naturelle* par la peau ou par la respiration, par les vaisseaux sanguins ou lymphatiques, — *absorption artificielle* par suite de morsure, piqûre, inoculation, — en faisant observer que ces modes, également susceptibles de communiquer certaines maladies, ne pouvaient être indifférents ni suivis de symptômes identiques. Delà je concluais qu'ici l'art n'imite jamais complétement la nature, et qu'il en diffère entièrement, lorsqu'il opère sur un autre système organique, comme dans la vaccine et la syphilisation.

J'ajoute, aujourd'hui, que, — de même que ces inoculations ne peuvent remplacer l'absorption par les muqueuses ou la peau dénudée, — de même l'absorption par les voies digestives, irrationnellement tentée pour les affections miasmatiques, (outre les obstacles qu'elle rencontre dans les ferments de la digestion), ne saurait produire les mêmes effets que la pénétration directe par les voies respiratoires (1).

Après avoir dès lors, comme dans mes *lettres à M. Ricord sur la syphilis*, expliqué le mode d'action et les effets sur l'organisme des êtres ou, si l'on veut, (pour ne pas jouer sur les mots) des éléments parasitaires dont l'action et les effets seraient identiques, —

(1) Je distingue aussi :

1° Les *germes* de vegetaux ou d'animalcules qui, transportes par contact immediat ou mediat, se fixent aux surfaces cutanees et muqueuses ou ils puisent les elements de leur nutrition et de leur reproduction, sauf a rechercher leur première origine, germinative ou spontanee, dans la vegetation ordinaire ou dans l'etat morbide d'une autre espèce :

2° Les *ferments* qui, penetrant dans le corps humain, sous forme de virus ou de miasmes, par absorption avec l'air ou le liquide leur servant de vehicule, ne peuvent egalement se nourrir et se multiplier qu'aux depens de ses elements propres, organiques et vitaux, dont ils le depouillent incessamment.

Il se conçoit d'ailleurs que les germes ou ferments aient leurs affinites naturelles avec le sang ou la lymphe suivant leur propre source, et l'on s'explique très-bien qu'ils doivent épuiser le sujet, quand surtout ils envahissent toute l'economie, ou qu'ils puissent eveiller certaines diathèses, en affaiblissant la vitalite qui anime les fluides, les tissus, les organes, et contre-balance seule à leur egard l'action physique ou chimique des lois generales.

je venais de donner, dans mon étude sur le *choléra*, une explication analogue des miasmes infectieux, de leur volatilité, de leur état dans l'air, des lois physiques auxquelles ils sont soumis, enfin de leur pénétration, de leur développement et de leurs effets dans le corps humain, quand j'ai reçu la savante brochure publiée l'année dernière par M.-L.-E. Plasse, médecin vétérinaire à Niort, dont je recommande vivement la lecture à ses confrères comme aux nôtres.

II. — Les miasmes seuls, corpuscules volatils, flottant dans l'atmosphère, ont le triste privilége de pénétrer dans la circulation par les voies respiratoires, de s'y reproduire indéfiniment au moyen des *matières albuminoïdes*, de *l'humidité*, de la *chaleur* et du *fluide vital*, et de priver le sang de ces divers éléments nécessaires à la nutrition des tissus et au fonctionnement des organes. La différence profonde est que les champignons sont de l'ordre végétal qui empoisonne le corps humain, mais ne l'infecte pas, tandis que les miasmes, distincts aussi des effluves marécageux, sont des produits animaux morbides, essentiellement contagieux dans le sens de leur origine pour les sujets de la même espèce. Quelquefois aussi, les espèces voisines en sont atteintes, comme on le voit par les maladies communes à diverses espèces animales, et surtout pour celles qui se transmettent des animaux à l'homme.

Nous n'admettons, d'ailleurs, ni *l'unicité* du principe contagifère, adoptée par M. Plasse, — ce principe variant, suivant nous, dans chaque affection et dans chaque espèce, — ni la production par cause interne des dartres contagieuses transmissibles par végétation, et nous ne concevons la transplantation extérieure que pour les végétaux parasites qui constituent les teignes et autres affections parasitaires externes. Enfin, si nous reconnaissons, dans les miasmes, une vertu génératrice, se propageant à l'infini et se divisant à tel point que l'atmosphère en est imprégnée, — de même qu'une goutte du prétendu virus syphilitique suffit pour infecter un verre d'eau tout entier et par suite des milliers d'individus, — matérialisant les uns et les autres, nous y voyons des ferments, qui *volatils* ou bien *fixes*, ne se reproduisent qu'au détriment des éléments du sang ou de la lymphe dont ils expliquent très-bien, sans aucun mystère, l'appauvrissement successif et la profonde altération (1).

III. — Dans l'origine, ces miasmes s'engendrent *spontanément*, dès que leurs éléments se trouvent en présence, savoir : des *matières albuminoïdes* à vitalité restreinte, de *l'humidité* pour les dissoudre, de la *chaleur* pour les mettre en mouvement et du *principe vital* pour les animer, que ce dernier se trouve libre dans l'air ou dans l'organisme. Telle est la clef que j'ai déjà fournie, dans une note à l'Institut, de la génération qu'on nomme *spontanée*, mais dont l'explication n'a jamais été donnée par les savants qui prétendent en avoir consacré la découverte (2).

Or la genèse des miasmes morbides et morbigènes n'est pas autre chose en principe comme en fait ; il n'y a de changé que l'élément organique devenu libre, c'est-à dire la partie solide et matérielle qui, au lieu d'être une substance saine, physiologique, est une substance pathologique ou transformée par la maladie. L'eau et le principe vital étant les mêmes en tous lieux, la chaleur seule peut encore varier suivant les climats, et il

(1) Je m'arrête à ces observations qui distinguent parfaitement mes theories etiologiques de celle de M. Plasse pour laquelle je renvoie à son livre où elle est formulee savamment et resumee en trente aphorismes qui se complètent entre eux et forment un veritable corps de doctrine que je signale hautement a tous les médecins, comme ouvrant un nouvel horizon à la pathologie. Jamais la medecine comparee n'aura ete plus utile aux progrès de la science, ni plus feconde en excellents resultats pour l'hygiène et la therapeutique. J'appelle surtout l'attention de mes confrères sur l'influence manifeste qu'a la nature du sol sur la production de telles ou telles epizooties faussement attribuees à d'autres circonstances. Il en a ete de même parmi nous des causes mal interpretees d'un grand nombre de maladies, notamment des affections virulentes, miasmatiques et parasitaires.

(2) Leur principal oubli a ete relatif au principe vital qui est aussi repandu dans l'espace ou tous les corps naissants ou vivants le trouvent pour se l'approprier, *sans qu'aucun d'eux le produise*, comme on se l'imagine bien a tort, principe, au reste, qui doit être un pour tous les corps organises ou non, s'unir tout simplement aux corps bruts suivant leurs affinites tant entre eux qu'avec lui-même, et se modifier, comme tous leurs autres éléments, pour se combiner avec les substances organiques, formant ainsi des corps vivants qui continuent ensuite a se l'assimiler.

n'y a rien d'impossible à ce que la zone torride influe sur la nature et la fermentation des miasmes, comme sur la végétation, comme sur les poisons et même sur les venins. En dehors de ces deux éléments variables, la chaleur et la matière organique, les causes et les phénomènes de la fermentation sont toujours les mêmes, et celle ci n'est qu'une loi générale de décomposition ou de transformation dans la nature.

Partant de cette loi, de ce fait, de cette doctrine, de cette hypothèse, si l'on veut, — *hypothèse légitime, puisqu'elle est dans la possibilité des choses, s'applique à tous les faits connus et conduit à des aperçus nouveaux* (Netter) — je divise les causes morbigènes infecto-contagieuses en trois classes : les atomes fluidiques, les germes fixes et les miasmes volatils. Je prends comme exemples, dans la première catégorie, la *rage*, distincte des venins (lesquels ne sont ni un *contagium* ni même une maladie chez ceux qui les portent), affection du système nerveux dans lequel elle peut se maintenir à l'état latent, mais dont elle modifie nécessairement la nature; — dans la seconde catégorie, la *syphilis*, affection du système lymphatique, dont elle altère évidemment la lymphe, engorgeant les ganglions sur son passage, avant d'atteindre le sang, comme le prouve l'intervalle qui sépare les symptômes primitifs des accidents secondaires; — dans la troisième catégorie enfin, les *typhus* (fièvre typhoïde, fièvre jaune, choléra, peste, etc.), qui infectent directement le fluide sanguin par les voies respiratoires, et produisent ainsi en peu de temps des désordres plus ou moins graves dans les principaux organes et, par suite, dans toute l'économie successivement affectée.

La *variole* est aussi de cette dernière classe comme affection miasmatique infectieuse, mais elle se rapproche de la syphilis comme susceptible d'inoculation, — ce qui en fait un ordre mixte, mais ne tient sans doute qu'à son éruption critique, à la concentration et à la plus grande solubilité de son principe, dont on devrait encore essayer la contagion par simple contact sur les muqueuses ou la peau dénudée.

La *rougeole* et la *scarlatine* sont moins des maladies que des crises naturelles, et, quoique leur *contagium* soit manifeste, on peut dire qu'il n'en change pas le caractère et qu'il est simplement la cause occasionnelle d'une affection préexistante.

Quant au *croup*, à la *grippe*, aux *angines*, aux *ophthalmies* épidémiques, aux *blennorrhagies* contagieuses, ce sont des affections parasitaires, dont la fièvre et les produits ne sont que des symptômes, auxquelles on est cependant plus ou moins prédisposé par son tempérament et sa constitution, comme on l'est par son âge à la rougeole et à la scarlatine.

La *gale* et les *teignes*, simples affections parasitaires externes, ne doivent pas nous occuper ici, si ce n'est comme exemples des seules affections contagieuses, dans la plus étroite acception du mot, puisque ce sont les seules qui se communiquent par le simple contact. Or, c'est ce mot confus et mal appliqué de *contagion* qui a fait trop longtemps mal interpréter les maladies contagieuses, au point de vue d'une propagation essentiellement différente.

Sous ce rapport, les inoculations naturelles, et surtout artificielles, ne seraient de la contagion ni les unes ni les autres, attendu que le contact n'y suffit pas généralement, à moins que les muqueuses ou la peau ne soient dénudées ou bien que l'on ne présente les germes sur un instrument quelconque aux bouches béantes des capillaires sanguins ou lymphatiques.

Au reste, pour toutes les maladies contagieuses, la propagation *de l'un à l'autre* devrait être tentée séparément par toutes les voies, par tous les moyens connus, par *contact*, *inoculation*, *absorption cutanée*, *respiration*, que l'on a trop confondus jusqu'à ce jour, sans expériences suffisantes et comparatives.

IV. — Mais revenons aux affections miasmatiques infecto-contagieuses, principal objet de cette étude, c'est-à-dire à celles qui se communiquent par les voies respiratoires et dont les premiers effets ont lieu dans le sang, fluide par lequel elles agissent directement sur nos organes et sur nos fonctions, à un tel degré que notre existence en est bientôt compromise : tels sont le *typhus*, la *fièvre jaune*, le *choléra*, la *peste*, maladies exotiques, — les *fièvres typhoïdes*, affections indigènes (1).

(1) Quoique générales, ces théories et leurs conséquences s'appliquent surtout aux fièvres typhoïdes, au choléra que j'ai vus de près et pu mieux apprécier, laissant à de plus experts le soin d'expliquer la *peste* et la *fièvre jaune*, et, aux vétérinaires, celui

Toutes ces maladies sont évidemment infectieuses, en ce sens que leurs miasmes, pénétrant dans toutes les poitrines, trouvent un passage plus ou moins facile à travers les bronches et, dans le sang, une prédisposition plus ou moins grande à leur développement, à leur propagation, suivant la nature de ce sang et leur propre nature. D'où il est, d'ores et déjà, tout naturel de conclure que les ferments émanés de substances organiques d'une espèce trouvent, dans cette même espèce, une aptitude beaucoup plus grande à la contagion, et qu'une première atteinte doit, sinon détruire, affaiblir pour un temps plus ou moins long la prédisposition qui lui a donné naissance.

Maintenant, recherchant les effets du développement et de la propagation de ces miasmes dans le sang, est-il possible de les concevoir autrement que se formant, se propageant et se développant aux dépens des éléments matériels et dynamiques, au milieu desquels ils sont placés et renfermés à l'abri de tout autre contact, de toute autre influence. Or ces éléments sont, je le répète, de la *matière organique*, de *l'eau*, de la *chaleur*, du *fluide vital*, et le sang lui même ne peut en être ainsi dépouillé, sans que ses proportions ne s'altèrent, sans que sa vitalité ne baisse rapidement et sans que, les lois générales reprenant leur empire, il en résulte une fermentation mixte dont il se dégage des gaz chimiques indifférents et des germes (miasmes ou ferments) qui sont seuls contagieux et morbigènes.

Il n'en est pas autrement des vrais germes syphilitiques, restreints à l'espèce humaine, produisant de la même façon la même immunité temporaire et souvent complète à cause de leur si lente évolution, se développant et se multipliant aux dépens de la lymphe, se propageant enfin au sang et se reproduisant aussi, comme les miasmes, au moyen de ses éléments constitutifs.

d'etudier la *morve* et le *charbon* de concert avec les medecins de leur voisinage. Il faut, d'ailleurs, bien distinguer les maladies contagieuses par les voies respiratoires, c'est-à-dire se propageant ainsi de *l'un à l'autre* et necessairement epidemiques, des affections qui se communiquent par contact, par inoculation ou par heredite. Les premières sont les seules, qui penetrant par les voies respiratoires, infectent directement le fluide sanguin et y provoquent une fermentation primitive donnant lieu a des emanations egalement infectieuses, tandis que, dans les secondes, la fermentation du sang ne peut être que secondaire.

C'est encore ainsi que la vitalité du sang s'abaisse au profit des lois générales indiquées ci-dessus dont l'action détermine également, par la dissolution morbide, une lente et profonde altération dans la nutrition comme dans le jeu des organes, c'est-à dire dans les fonctions qu'ils doivent accomplir.

La conséquence est forcée; la maladie virulente suit un cours tracé par l'altération des fluides et des organes, puis viennent quelquefois les accidents secondaires, dus à l'infection du sang, aux autres diathèses préexistantes et aux efforts que tente la nature pour rétablir la santé, quand elle n'a pas pu se débarrasser autrement, soit qu'il n'y eût point d'issue naturelle ou qu'elle en ait dévié, soit que certains traitements, comme le *mercure*, aient fait avorter ses tentatives.

Enfin surviennent, dans les maladies constitutionnelles, les symptômes tertiaires et quaternaires, phénomènes d'un autre genre, improprement nommés accidents, si l'on n'a point en vue la médication empirique, attendu que c'est là tout simplement l'ordre d'évolution naturelle. Ce sont, il est vrai, les suites de la cause ou maladie première, mais dues à un nouvel état définitif des organes et à des fluides organiques, lesquels donnent naissance à des néoplasmes, à des blastèmes morbides ou autres produits anormaux; ceci n'est déjà plus la maladie primitive, ni même sa généralisation ou la diathèse, mais une autre diathèse ou l'état de cachexie, c'est-à-dire une véritable transformation pathologique, variable suivant les individus (1).

(1) A ce dernier degre du mal, dans toutes les affections constitutionnelles, la medecine active est generalement impuissante, et ce serait en vain qu'elle torturerait le malade. Son rôle doit alors être plus modeste; il se reduit à fortifier le sujet, et c'est dans l'alimentation, aidee par les toniques et les alterants, qu'elle doit puiser ses ressources ultimes. Il faut, pour cette resurrection, une espèce de miracle, et la nature est seule ici capable d'en faire, soit directement par ses propres forces, soit indirectement par certaines eaux minerales dont l'action est reellement profonde — Mais il n'en est plus de même, quand il s'agit de complications ou de maladies intercurrentes, comme des rhumatismes, par exemple, se developpant par suite d'une affection blennorrhagique et n'en revêtant point pour cela le caractère, pas plus que la cachexie qui survient après la syphilis n'est la même affection curable par des moyens identiques, — d'où est

V. — Telle est la théorie que nous proposons, — sauf le mode de contagion, la nature des germes et la variété des produits, — de toutes les affections miasmatiques ou *prétendues* virulentes, théorie plausible assurément, qui ouvre le champ aux applications rationnelles de l'hygiène préservatrice et de la thérapeutique.

Après avoir appliqué cette doctrine à la *syphilis*, je l'ai étendue de la *syphilis* à la *variole*, de la *variole* à la *rougeole*, à la *scarlatine*, de celles-ci aux *typhus*, à la *fièvre typhoïde*, à la *fièvre jaune*, à la *peste*, au *choléra*, et toutes ces maladies y trouvent une explication rationnelle de leurs causes, de leurs symptômes, de leur traitement, des moyens hygiéniques à leur opposer.

C'est en vain que la routine et l'empirisme cherchent d'un commun accord à barrer le passage aux idées nouvelles qui se font jour. Déjà le microscope a justifié nos prévisions, en découvrant les germes vivants d'un certain nombre de maladies infectieuses ou contagieuses, et le *croup*, la *grippé*, la *coqueluche*, le *sang de rate*, la *pustule maligne*, quelques *angines*, certaines *ophthalmies* ou *blennorrhagies*, n'offrent pas plus de mystères dans leurs causes que la *gale* ou les *teignes*.

Un jour viendra où l'étiologie des maladies infecto-contagieuses ne sera guère plus obscure, et où l'on pourra les prévenir, en s'opposant au développement, à la propagation des germes, ferments ou miasmes qui les engendrent et qui seront classés comme le sont aujourd'hui les végétaux parasites de l'homme et des animaux vivants que l'on niait tous il y a vingt-cinq ans à peine. Au savant M. Ch. Robin s'est joint un autre savant, un chercheur, M. Davaine, et l'émulation suscite partout de nouveaux pionniers à la science.

Là est aussi la solution du problème de la génération spontanée dont je crois avoir fourni récemment l'explication à l'Académie des sciences, en établissant que, toutes les fois que des matières organiques, libres ou déprimées, se trouvent en présence de la chaleur, du fluide vital et d'une certaine quantité d'eau, il se forme des êtres inférieurs et nécessairement parasites, puisqu'ils n'ont ni vitalité complète ni aucun autre moyen

venue pour les syphiliogistes la nécessite de recourir empiriquement, contre les accidents tertiaires et surtout quaternaires, à l'iodure de potassium et aux reconstituants, quand le mercure devient inerte ou plutôt nuisible.

d'existence que les éléments du corps dans lequel ils naissent ou se développent. L'air, ai-je dit et je le répète à dessein, l'air ne suffirait point à leur donner la vie, et la preuve en est que tout parasiticide est un obstacle à leur naissance, comme à leur développement à l'air libre; il leur faut encore et surtout le fluide vital, également répandu dans l'atmosphère, *principal endroit où le puise tout ce qui a vie*, fluide qui en est l'élément principal et qui a été confondu trop souvent avec l'oxygène ou négligé par les expérimentateurs.

Mais, en pathologie, cette question si ardue de génération spontanée n'a plus autant d'importance, quoiqu'elle ait encore, néanmoins, sa valeur. Au point de vue qui nous occupe, peu importe que nous ayons affaire à des êtres inférieurs et tout primitifs ou à de simples cellules naissant et se reproduisant au sein de l'organisme : leur action serait la même, et les effets n'en seraient point changés, attendu qu'elles naîtraient et se développeraient tout de même aux dépens de l'économie. C'est pourquoi, nous parlons de germes ou de miasmes vivants sans les préciser davantage, afin de restreindre la controverse, et nous laissons au temps comme au progrès le soin de les classer, en nous contentant d'étudier leur nature et leur rôle en pathologie.

Qui pourrait nier, en l'absence de toute autre explication, qui pourrait contester que, suivant les règles philosophiques, cette doctrine est dans la possibilité des choses, qu'elle peut s'appliquer à tous les faits connus d'infection, et conduit évidemment à des aperçus nouveaux? Si la démonstration physique ou mathématique ne peut en être faite à la satisfaction de rigoureuses exigences, y a-t il des faits, des preuves, des arguments, solidement établis, qui en démontrent l'impossibilité radicale, qui remplissent mieux les conditions du problème, qui satisfassent les esprits exacts? Existe-t il même autre chose de sérieux en théorie, ou bien l'art médical, rivé pour toujours à l'empirisme, aurait il aussi pris, aurait-il accepté l'affreuse devise assignée par le Dante aux enfers : *Voi qui intrate, lasciate ogni speranza!*

Quant à nous, tout en respectant les convictions d'autrui, en admettant toutes les réserves du scepticisme et nous inclinant provisoirement devant les faits acquis à l'expérience, nous ne saurions oublier les mécomptes innombrables d'un passé jonché de ruines, et, renaissant quand même à l'espérance, nous faisons hautement appel à tous ceux qui la partagent. Qu'on examine nos doctrines, qu'on entre dans les détails, qu'on en critique les côtés faibles, de ces discussions jaillira la lumière, et l'on trouvera mieux sans doute. Peu importe qui arrivera le premier, pourvu qu'on arrive! nous n'en resterons pas moins attelé au char du progrès, et, si nous restons en arrière, eh bien! nous pousserons à la roue.

Mais, de grâce, que l'on cherche! qu'on cherche encore, que l'on cherche toujours! Comme la terre, la science est remplie de trésors, et, comme le sol, le travail rend au centuple les efforts qui le fécondent!

Sur ce nouveau champ d'honneur, le mot : *impossible*, ne doit jamais être prononcé non plus.

Aux expériences! au travail! à l'étude!

Dr DE LAPLAGNE.

*P. S.* Le Congrès médical international de Paris vient de consacrer, de la manière la plus frappante, toutes ces théories parasitaires, en les étendant aussi aux affections, non seulement contagieuses, mais encore infectieuses, héréditaires ou constitutionnelles.

C'est là pour la médecine rationnelle, invoquée par les médecins de tous les pays, un triomphe éclatant auquel elle pouvait à peine s'attendre au milieu des ruines de tant d'autres systèmes, en face surtout de l'école anatomo pathologique qui ne reconnaît que des lésions matérielles et pour laquelle la vitalité paraît n'être qu'un mythe.

Un semblable succès est donc, pour l'avenir, un augure des plus favorables et promet à la médecine une ère nouvelle qui, l'élevant au niveau des sciences le plus en progrès, fera du même coup cesser l'empirisme médical et disparaître celui de tous les ignorants qui, incapables de toute autre chose, ne trouvent rien de plus commode que d'en appeler à la crédulité publique.

Cette crédulité est telle qu'elle ne peut être détruite par aucun échec, et l'on dirait que, pour inspirer de la confiance aux masses, il suffise de n'être pas médecin, ce qui indique bien la nécessité d'une réforme en médecine, mais ne condamne pas moins les autres empiriques, auxquels on devrait également imposer un contrôle sérieux dont leurs adhérents ne veulent même pas entendre parler.

## CLEF DE LA PATHOLOGIE, DE LA THÉRAPEUTIQUE ET DE LA PROPHYLAXIE DES AFFECTIONS VÉNÉRIENNES

Pour servir d'avant propos à une *syphiliographie rationnelle.*

Observation, expérience, raisonnement.

Les affections vénériennes sont toutes contagieuses et dès lors parasitaires, c'est-à dire dues à des germes ou ferments quelconques, les uns simplement externes et locaux, *blennorrhagie spéciale, chancres non infectants*, les autres infectieux et susceptibles de se généraliser dans l'économie, *chancres infectants.*

Ces derniers seuls constituent la syphilis, affection d'abord lymphatique, comme il appert évidemment de ses symptômes primitifs, notamment de l'induration sous forme chronique et de la pléïade ganglionnaire indolente, premiers signes de l'infection générale, précédant d'environ six semaines les éruptions sanguines improprement nommées *accidents secondaires.*

Au contraire, le bubon inflammatoire est un abcès sanguin, une tumeur aiguë non infectieuse, qu'elle soit purement sympathique ou bien éliminatoire d'un principe morbide absorbé directement par les capillaires sanguins, — question importante à vider.

La principale différence entre les affections vénériennes peut se caractériser ainsi : les principes de la blennorrhagie et des chancres non infectants sont des germes ou corps étrangers vivants, se greffant sur l'organisme qui les élimine d'une manière active par le travail inflammatoire, ou n'en est débarrassé que lorsque, comme dans les teignes, les éléments de leur nutrition sont épuisés; dans la syphilis, un ferment semble altérer successivement la lymphe, le fluide sanguin, les surfaces du corps, les organes profonds et toute l'économie, pour finir par une cachexie générale et plus complexe.

Comme tous les ferments servant à décomposer, la syphilis détermine surtout la *catalyse isomérique* de M. Ch. Robin, quoique tous les germes, nourris par le corps, rendent nécessairement les mêmes substances à l'analyse chimique faites en dehors des éléments impalpables, insaisissables de la vie.

C'est le pus, véhicule des germes ou ferments qu'on a nommé *virus*, mot vide de sens en lui-même, à moins d'y attacher celui de force parasitaire ou génératrice, applicable à tous les germes, mais surtout aux ferments qui, pénétrant plus ou moins l'organisme, l'altèrent ou le modifient de proche en proche.

I. — La blennorrhagie vénérienne, celle qui n'est ni le résultat d'une excitation, ni l'effet d'un chancre urétral, — affections d'un autre genre, — est une maladie purement locale et parasitaire, analogue (siége à part) à celles de la peau, notamment aux *teignes*, *mentagres*, etc., essentiellement contagieuse et pouvant se communiquer aux muqueuses anale, oculaire. Mais elle ne détermine que comme cause occasionnelle divers accidents secondaires qu'on y rattache trop intimement à nos yeux sous la fausse qualification de *blennorrhagiques*, tels que la *roséole*, l'*orchite* sympathique, et surtout les *rhumatismes articulaires*, affections intercurrentes dues à une diathèse spéciale mise seulement en éveil et qui ont, à leur tour, défrayé confusément les discussions académiques.

Cette confusion est, au reste, peu préjudiciable au traitement que nous examinerons plus tard. Disons seulement, en nous appuyant sur la cause réelle de la blennorrhagie, disons en passant que les injections sont inutiles contre la blennorrhagie très-guérissable sans elles, et nuisibles en ce qu'elles suppriment un écoulement sans en atteindre la cause, c'est à dire les germes qui, réprimés superficiellement durant quelques jours, repoussent et renaissent bientôt à la surface urétrale dont ils font reparaître l'écoulement avec plus de ténacité que jamais, sans parler du risque des rétrécissements urétraux, par suite de *néoplasmes* ou d'épaississement de la muqueuse.

Quant au traitement rationnel et méthodique, ses effets, pour être moins prompts, n'en sont que plus durables; mais les uns et les autres ne sauraient avoir qu'une action indirecte sur les prétendus accidents secondaires de la blennorrhagie, en détruisant ou modérant leur cause *occasionnelle* et non pas *efficiente*, — distinction trop négligée dans l'espèce au triple point de vue de l'hygiène, de la pathologie et de la thérapeutique : *sublatâ causâ, tollitur effectus.*

II. — Les chancres vénériens non infectants, accompagnés ou non de bubon suppurant inflammatoire, sont également parasitaires, contagieux d'un sujet à l'autre et peuvent s'inoculer sur le sujet lui même, parce qu'il s'agit d'un germe local externe, analogue à celui de la blennorrhagie; mais il se rapproche plutôt des *acares*, et produit d'autres symptômes que la blennorrhagie (j'entends la blennorrhagie virulente), comme siégeant sur une surface d'un autre genre, moins sensible, ayant d'autres sécrétions et des fonctions moins irritantes, des sympathies bien moins actives et par suite des complications beaucoup moins nombreuses. C'est pourquoi d'autres diathèses sont rarement éveillés par cette espèces de chancres, et leur traitement, plus simple et plus facile, n'est ni accompagné de symptômes aussi graves, ni suivi d'accidents aussi dangereux, pourvu qu'on n'y fasse pas intervenir malencontreusement le mercure à *l'intérieur;* car on en abuse déjà beaucoup trop en cas d'infection syphilitique, au point de créer une seconde maladie non moins grave et plus dangereuse, comme étant méconnue et perpétuant ainsi l'abus qui en est la source.

Ce n'est point *à priori*, c'est d'après les faits patents et de nombreux exemples que cette distinction radicale doit être faite et, pour s'en assurer, il n'y a qu'à suivre les symptômes de chaque espèce de chancres, sans faire intervenir aucun genre de traitement capable de troubler les opérations spontanées de l'organisme. Il faut, en effet, revenir toujours à ce travail qui fait naître les symptômes et bien étudier cette *nature médicatrice* dont le médecin ne doit être que le ministre intelligent, sauf les cas assez restreints où il doit intervenir d'une manière plus active, quand les efforts naturels s'épuisent inutilement, dans une impasse ou sur un organe essentiel à la vie. Hors de là, nous devons rester spectateurs attentifs, et sans tomber dans les chimères homœopathiques, nous croire encore moins obligés de faire toujours quelque chose, au risque de troubler les opérations curatives qui s'exécutent mieux sans notre entremise : c'est le cas ou jamais d'étudier la nature et de faire de la médecine expectante dont il ne faut pas laisser le monopole souvent avantageux à nos confrères MM. les homœopathes.

III. — Le chancre infectant ou syphilitique, — toujours accompagné de ganglions, indolents et nombreux, indiqués sous le nom de *pléïade*, — est dû à un ferment absorbable par le système lymphatique dans lequel son trajet est clairement marqué par l'engorgement de ses ganglions, et dont le fluide s'altère de plus en plus par le développement et la multiplication de ces germes d'une autre espèce, avec une telle promptitude que le sujet cesse bientôt d'être inoculable par le même virus, comme un liquide en fermentation cesse d'être sensible à son ferment.

L'altération du fluide sanguin, qui s'ensuit inévitablement, est loin d'être aussi prompte et n'est évidemment que secondaire, puisque les éruptions ou syphilides, au lieu de se manifester sous quelques jours, comme dans les fièvres éruptives, n'apparaissent qu'au bout de six à sept semaines, — prenant ainsi dès le début la forme lente, chronique et générale, qui doit en faire une affection si longue et si profonde à la fois, mais extrêmement facile à suivre, dans sa marche comme dans la succession de ses symptômes.

Tout, jusqu'à la couleur des syphilides, tout nous indique ce mélange des fluides altérés dont les effets relient, sous ce commun caractère, les divers symptômes cutanés qu'elles revêtent suivant les dispositions variables des différents sujets, la diathèse dartreuse, éveillée de la sorte, devant à coup sûr influer sur la forme de ces syphilides et réclamer souvent un traitement anti-dartreux simultané, quand la résolution se fait trop attendre en raison de la complexité du mal.

— Quoiqu'il en soit, les éruptions syphilitiques, si désagréables qu'elles puissent être au sujet qui les porte, ne sont pas, je le répète, des *accidents secondaires*, ainsi qu'on les nomme à tort, mais bien une crise naturelle comme diverses éruptions, comme certains abcès, comme le bubon suppurant lui-même. Il n'y a donc guère lieu de s'applaudir, lorsqu'on en contrarie le travail, lorsqu'on en arrête prématurément l'évolution, sans se préoccuper aucunement de ce qu'il adviendra par la suite, ce travail et cette élimination étant si nécessaires qu'il n'existe heureusement contre eux aucun traitement préventif. C'est que le mercure, incompris des syphiliographes, n'agit point à titre de parasiticide au sein de l'organisme comme dans un vase inerte et que, en sa qualité de délayant, il ne fait alors que supprimer une éruption critique, en se bornant à étendre l'agent morbifère dans le sang infecté.

IV. — Que sont les symptômes *tertiaires*, si ce n'est le contre coup des prétendus accidents secondaires avortés, si ce n'est la pénétration de couche en couche du sang altéré, si ce n'est la diathèse syphilitique s'étendant en profondeur, envahissant des organes sans issue directe et s'y cantonnant par là même à long terme, comme toutes les affections chroniques par suite de l'impuissance de la nature et de l'insuffisance des moyens employés contre l'état aigu? Que fait alors l'iodure de potassium, appelé au secours du mercure, si ce n'est donner un coup de fouet à l'économie, raviver ses forces en ranimant la circulation et, favorisant ainsi la résolution de l'engorgement des organes, éliminer du même coup le principe morbide avec ses prétendus remèdes ?

Le mercure agit alors, et surtout contre les affections *quaternaires*, comme une cinquième roue à un carrosse, ou mieux comme le sabot ou la mécanique dont l'effet est d'enrayer, et on ne lui attribue pas moins la guérison, parce que cette fois il ne l'a point empêchée, n'étant plus seul à agir et se trouvant lui-même entraîné dans le mouvement éliminatoire. Quoique mis l'un et l'autre en usage empiriquement, le *mercure* et l'*iodure de potassium* sont loin d'avoir les mêmes effets, et leurs partisans aveugles n'en sont étonnés que parce qu'ils n'ont compris ni les uns ni les autres : c'est bien encore la même maladie, mais ce n'est plus la même phase, et il n'y a rien de surprenant à ce que la nature procède d'une autre manière et réussisse mieux, quand on ne lui jette plus de bâtons dans les roues.

V.—C'est à ces différentes phases inopportunes ou favorables qu'on doit attribuer les effets si variables d'un même médicament dans une seule affection, qu'il ne faut pas néanmoins regarder comme une unité trop absolue, et c'est là ce qui divise les empiriques de tout étage qui ne sauraient bien raisonner après avoir observé de travers. Chacun d'eux semble avoir raison à son point de vue; mais ils se trompent également, les uns en voyant à tort une panacée quand même dans les mercuriaux dont ils ne comprennent pas plus l'action que l'état morbide contre lequel ils la dirigent, — les autres en se bornant aux toniques et à l'action altérante de l'iodure de potassium, sans la comprendre davantage ni connaître l'époque ou, la mesure avec laquelle ni le temps pendant lequel il convient de l'employer. Les uns et les autres ne savent au juste ce qui est ou n'est point la syphilis, quels sont ses symptômes propres, successifs ou caractéristiques, ni quand la vérole a cessé d'être pour faire place à un autre état pathologique, à la cachexie *quaternaire* qui termine aussi les autres diathèses et dont le traitement est encore une autre affaire.

*Conclusion.* —De ces diverses considérations émanées de l'observation, de l'expérience, du raisonnement, et qui sont la clef de toute la pathologie vénérienne, si obscure encore et si embrouillée, découle sa thérapeutique nécessairement complexe qu'on ne saurait traiter dans un simple exposé de principes, et surtout sa prophylaxie qui devient facile, une fois connues les vraies causes de la triade vénérienne.

La négligence de cette prophylaxie est d'autant plus inconcevable, que ses moyens sont tout à fait inoffensifs, que la syphilis est une affection extrêmement grave, et que son traitement radical laisse beaucoup à désirer, pour ne rien dire de plus d'un empirisme aveugle qui se complaît dans les ténèbres et dont les adeptes préfèrent se déchirer entre eux que de faire un appel commun à la raison.

En tout cas, la prophylaxie des affections vénérienne ne relève que du bon sens à tous les points de vue, à moins qu'on ne les regarde comme des effets sans cause. Lors même qu'on s'en tiendrait au contact purulent et virulent qui les détermine, il est évident qu'il y a tout avantage à s'en préserver, à le neutraliser au moins, en usant des progrès de la science, et il est vraiment incroyable que le conseil supérieur des armées ait pu s'opposer à des essais rationnels de ce genre, *sous prétexte d'attendre une décision de l'Académie impériale de médecine*, qui, de son côté, *attendait, pour s'en occuper, les résultats de l'expérience offerte sous tous les contrôles imaginables.*

Dr DE LAPLAGNE.

## SUR UNE LACUNE IMPORTANTE À COMBLER DANS LA PRESSE MÉDICALE.

Partisan résolu d'une réforme complète en médecine, je viens soumettre à mes confrères le système qu'un nouveau journal devrait suivre, à mon sens, pour la favoriser, en évitant les écueils contre lesquels se sont jusqu'à ce jour heurtés tous les autres journaux de médecine, sans que je prétende nier les services qu'ils ont pu rendre sous le rapport clinique.

Mon opinion est, au contraire, qu'ils ont tous fait ce qu'il est possible de faire à leur point de vue, chacun d'eux ayant apporté son contingent d'observations ou de faits individuels, et que, s'ils ont tous échoué dans leur tendance au progrès, c'est que les faits et l'observation ne sauraient y suffire sans le raisonnement et la synthèse.

*Des faits*, encore *des faits*, toujours *des faits*, voilà le grand mot des esprits soi disant positifs, et il leur semble qu'après cet *ultimatum* il n'y a plus qu'à se taire. *Rien de brutal comme un fait*, disent ils avec un air de triomphe; mais quand ce fait ne dit rien ou lorsqu'il dit *oui* et *non*, n'est-ce point le cas de répondre à ce brutal d'un nouveau genre : *Tu frappes en vain, écoute.*

Si les faits, si l'observation, même aidés des expériences physiques et chimiques, éclairés par l'anatomie pathologique constatant les dégâts, si tout cela n'a rien produit de complet, n'a point fait faire un pas sérieux à la médecine, il n'y a désormais qu'à se croiser les bras ou à reconnaître qu'il faut autre chose et que l'empirisme ne suffit point au progrès médical.

— A son origine, l'art de guérir ne pouvait débuter que par l'observation des faits et l'expérience qui en est la suite. Ce n'est donc pas une innovation que de réclamer des faits à grands cris, pas plus que d'expérimenter successivement contre une maladie tous les corps de la nature. Après les corps simples, on a eu recours aux composés, sans être plus heureux, et la thérapeutique s'est en vain étendue sous ce rapport avec la chimie.

Le tort des médecins a été de croire qu'ils devaient progresser comme les chimistes et par les mêmes moyens qu'eux. sans tenir compte des différences essentielles qui existent entre une science exacte, où la vérification des faits est facile, et une science conjecturale dont les éléments, plus complexes, demandent en outre à être interprétés, comme beaucoup plus variables dans leur essence.

La preuve en est que la chimie, basée sur des faits tombant sous les sens et susceptibles d'une analyse exacte, a fait et fait encore des progrès incessants, tandis que la médecine, enserrée dans l'empirisme comme dans un cercle de Popilius, n'a pu s'étendre en aucun sens, n'a pu réaliser un progrès satisfaisant, malgré les efforts soutenus de savants habiles et consciencieux, dont le mérite avéré condamne encore plus la méthode. Il ne reste donc aucun motif pour la continuation d'un système qui a porté de tels fruits et qui, on le sait d'avance, n'en produira jamais d'autres.

— Comment, en effet, prévenir des maladies que l'on se borne à étudier dans leurs symptômes, sans en rechercher la cause à laquelle il faudrait, avant tout, s'opposer, ni la nature qui pourrait seule guider la thérapeutique? Comment guérir par des médicaments dont on ignore également le mode d'action et les prétendus effets curatifs?

Aussi chaque affection compte-t elle un grand nombre de remèdes problématiques, et ce nombre est d'autant plus grand qu'elle est réputée moins guérissable! Il y a telles maladies incurables qui ont épuisé en tentatives impuissantes les trois règnes de la nature, mis à contribution sans autre raison que le caprice ou le hasard.

Outre les affections organiques qui font toutes sans exception, pour ainsi dire, le désespoir des médecins en même temps que celui des malades, parcourons les grandes classes des fièvres, des diathèses ou cachexies, des affections typhoïdes ou virulentes, et demandons nous si l'on en connaît les causes, la nature, si l'on comprend quelque chose à leur thérapeutique, si tout n'est pas à recommencer?

La connaissance exacte du parasitisme ne date que d'hier et n'est qu'une ébauche au milieu de ce champ si vaste dont la gale et la teigne ont été les premiers jalons, mais dont les limites s'étendent à bien d'autres organes et jusque dans les voies circulatoires. Le rôle si important qu'y joue le principe vital, est à peine soupçonné là comme dans toute la pathologie, et la vie ne compte dès lors pour rien dans la thérapeutique.

—C'est à cet état de choses que nous voudrions tenter d'apporter un remède, en essayant d'expliquer les causes, la nature et le traitement des maladies au moyen des connaissances physiologiques, plus saines et plus étendues maintenant qu'autrefois, dont l'intervention ne risquerait plus autant de s'égarer en utopies, ayant à subir le contrôle des symptômes, du traitement et, le plus souvent, de l'expérimentation.

Loin de nous, au reste, la prétention de nous poser en oracle ou de vouloir qu'on nous croie sur parole ; nous ne venons nullement imposer, mais bien soumettre nos idées à nos confrères, qui sont nos juges naturels, et nous ne nous croirons définitivement dans la bonne voie que si nous obtenons leur assentiment, trop heureux qu'ils veuillent bien nous accorder une attention suffisante.

Pour les mettre plus à même de nous juger en connaissance de cause, nous éviterons les discussions abstraites, en faisant l'application de notre méthode à des faits, à des maladies, à des doctrines déjà bien connues de tous et dont nous nous sommes particulièrement occupé.

Enfin, partisan de la méthode positive, nous ne croyons pas néanmoins devoir en faire un lit de Procuste en médecine, où elle a certainement ses applications, mais où, quoi qu'en disent ses adeptes, elle ne saurait, comme dans les sciences exactes, régner en maîtresse absolue, sous peine de paralyser l'intelligence et même le génie de conception.

Soucieux, avant tout, de la science, nous faisons ici complète abstraction de notre personnalité : les hommes ne sont rien devant les principes, et si nous demandons le respect, c'est moins pour nous-même que pour les confrères honorables dont, malgré notre faiblesse, nous osons combattre la méthode et les doctrines au nom de ce que nous croyons être la vérité.

D<sup></sup>

Dr DE LAPLAGNE.



Paris — Imp Émile Voitelain et C<sup></sup>, rue J.-J.-Rousseau, 15.

www.ingramcontent.com/pod-product-compliance
Ingram Content Group UK Ltd.
Pitfield, Milton Keynes, MK11 3LW, UK
UKHW021116230726
13926UKWH00002B/509

9 782016 170502